BEI GRIN MACHT SICH IHR WISSEN BEZAHLT

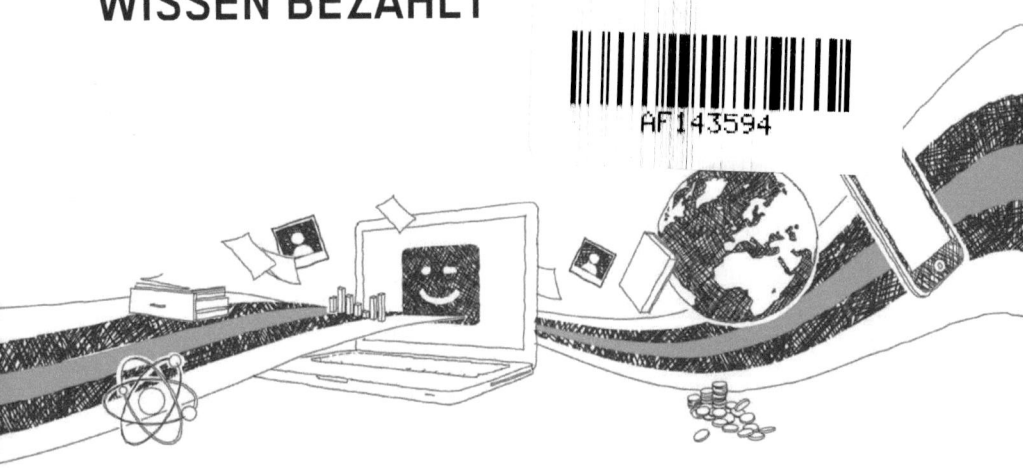

- Wir veröffentlichen Ihre Hausarbeit, Bachelor- und Masterarbeit

- Ihr eigenes eBook und Buch - weltweit in allen wichtigen Shops

- Verdienen Sie an jedem Verkauf

Jetzt bei www.GRIN.com hochladen und kostenlos publizieren

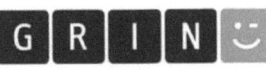

Bibliografische Information der Deutschen Nationalbibliothek:

Die Deutsche Bibliothek verzeichnet diese Publikation in der Deutschen National-
bibliografie; detaillierte bibliografische Daten sind im Internet über http://dnb.d-
nb.de/ abrufbar.

Impressum:

Copyright © 2016 GRIN Verlag, Open Publishing GmbH
Druck und Bindung: Books on Demand GmbH, Norderstedt Germany
ISBN: 978-3-668-13831-5

Dieses Buch bei GRIN:

http://www.grin.com/de/e-book/314240/aspekte-des-marketings-im-medizinischen-
versorgungszentrum

Fabian Renger, Attila Czirfusz

Aspekte des Marketings im Medizinischen Versorgungszentrum

GRIN Verlag

GRIN - Your knowledge has value

Der GRIN Verlag publiziert seit 1998 wissenschaftliche Arbeiten von Studenten, Hochschullehrern und anderen Akademikern als eBook und gedrucktes Buch. Die Verlagswebsite www.grin.com ist die ideale Plattform zur Veröffentlichung von Hausarbeiten, Abschlussarbeiten, wissenschaftlichen Aufsätzen, Dissertationen und Fachbüchern.

Besuchen Sie uns im Internet:

http://www.grin.com/

http://www.facebook.com/grincom

http://www.twitter.com/grin_com

Aspekte des Marketings im Medizinischen Versorgungszentrum

Dr. RENGER, FABIAN, M.A., Ph.D.[1]

Assoc. Prof. CZIRFUSZ, ATTILA, M.D., Ph.D.[1]

1 St. Elisabeth University Bratislava

2016

Inhaltsverzeichnis

Einführung

Die Erkenntnis, dass Gesundheit und Krankheit für jeden Menschen „Zustände von höchster Bedeutsamkeit"[1] bedeuten, prägt das gesellschaftliche Denken stärker

---

[1] Bourmer, H., (1985), S. 10, zit. nach: Distler, B., (2010), S. 1, Renger, F., (2012), S. 1

denn je, da Gesundheit als wertvolles Gut und zugleich wichtige Voraussetzung gilt, „um alle Annehmlichkeiten des Lebens genießen zu können"[2]. Medizinische Fragestellungen und Erkenntnisse sowie der medizinisch-technologische Fortschritt erreichen für die Gesellschaft und das Gesundheitssystem maximalen Stellenwert, weshalb es durch verschiedenste Entwicklungen in den Mittelpunkt des öffentlichen Interesses rückt.

Im sechsten Kontradieff-Zyklus,[3] der voraussichtlich 2010 seinen Höhepunkt erreicht hat, steht der

---

[2] List, R., (1999), S. 1; Definitionen von Gesundheit finden sich z.b. bei der WHO, wonach Gesundheit als „ein Zustand vollkommenen körperlichen, geistigen und sozialen Wohlbefindens und nicht allein das Fehlen von Krankheit und Gebrechen" betrachtet wird (WHO (1946), S. 2). Der Medizinsoziologe *Parsons* definiert sie als „Zustand optimaler Leistungsfähigkeit eines Individuums, für die wirksame Erfüllung der Rollen und Aufgaben, für die es sozialisiert (Sozialisation = Einordnungsprozess in die Gesellschaft, Normen- und Werteübernahme) worden ist"; Parsons, T., (1972), S. 71, Distler, B., (2010), S. 1, Renger, F., (2012), S. 1

[3] Unter den Kontradieff-Zyklen werden Wirtschaftsschwankungen verstanden, denen richtungsweisende und revolutionäre Innovationen zugrunde liegen. Der letzte Zyklus etwa bis Anfang des Jahres 2000 zeichnete sich durch Innovationstechnik aus und prägte dadurch den technologischen, wirtschaftlichen und sozialen Wandel in allen entwickelten Nationen. Das Phänomen langer Wirtschaftszyklen wurde zwar nicht auf den russischen Wissenschaftler Kontradieff zurückgeführt, ist jedoch nach seiner Abhandlung über lange Konjunkturwellen benannt. Nach der Theorie der langen Wellen kennzeichnet die wirtschaftliche Entwicklung nicht nur kurze Schwankungen, sondern vor allem in

gesellschaftliche Bedarf nach Gesundheit im Mittelpunkt, welche sich nicht auf physisches Wohlbefinden beschränkt, sondern vor allem aus holistischer Sicht als soziale, physische, seelische oder ökologische Gesundheit betrachtet wird.[4]

Nach Nefiodow lebt das traditionelle Gesundheitswesen in erster Linie von dem fortwährenden Anstieg an Krankheiten und Kranken, da derzeit lediglich ca. 1 % der zur Verfügung stehenden Mittel in Gesundheitsfürsorge und Prävention investiert werden. Ein solches System ... führt ... zu der Entstehung neuer Ideen außerhalb dieses Gesundheitswesens, „nämlich dort, wo Spielraum ist und wo (…) neue Unternehmer, Manager und Wissenschaftler ihre Chance haben"5. Das MVZ in Deutschland ist eine Konstruktion, die einen solchen Spielraum organisatorisch realisieren kann. Daher ist es sinnvoll dieses MVZ, eingebettet in das Deutsche Gesundheitssystem, näher zu betrachten.

---

kapitalistischen Ländern lange Phasen von Aufschwung und Rezession., zit. nach: Distler, B., (2010), S. 1, Renger, F., (2012), S. 1

[4] Vgl. Nefiodow, L. A., (2006), S. 64, zit. nach: Distler, B., (2010), S. 1, Renger, F., (2012), S. 1

[5] Nefiodow, L. A., (2006), S. 55, zit. nach: Distler, B., (2010), S. 2, Renger, F., (2012), S. 1

Die Einführung Medizinischer Versorgungszentren (Kurzform: MVZs) durch den Gesetzgeber hatte verschiedene Zielsetzungen. Als grundlegend sind zu nennen:

1.) eine Verbesserung der medizinischen Qualität in der ambulanten Versorgungsstruktur

2.) eine Optimierung der integrierten Versorgung

3.) mehr Flexibilität für Ärzte unter organisatorischen Gesichtspunkten

4.) die Möglichkeit, Kapital aus der medizinischen Industrie für MVZs zu binden.

Wie auch die MVZs selbst und die dort tätigen Personen sind diese ursprünglichen Ziele ständigen Änderungen im Rahmen der aktuellen Gesetzgebung unterworfen.

Der Beitrag des MVZ zur Versorgungsstruktur ist neu – was bedeutet, dass über die Auswirkungen, also ihr Funktionieren in der Versorgungsstruktur noch nicht abschließend bewertet werden kann.

Rudimentär betrachtet lässt sich das MVZ als eine spezielle Art von Arztpraxis erklären, wobei ihre Komplexität durch die organisatorische Möglichkeit einer leichteren Vergrößerung einer MVZ-Einheit und deren Einbindung juristischer Personen in die Eigentümerstruktur zunimmt.[6]

1 Marketing für MVZ (Medizinisches Versorgungszentrum)

Wenngleich es das Konstrukt „Medizinisches Versorgungszentrum" bereits seit dem Jahr 2003 gibt und die Polikliniken in der ehemaligen DDR damit vergleichbar waren, kommen MVZs erst in den letzten Jahren in Schwung. Relativ neu ist in diesem Zusammenhang die Gründung von MVZs, die nur aus einer Fachrichtung, z.B. Zahnärzten, bestehen.

» Gründe, ein MVZ zu errichten, gibt es viele und deshalb soll an dieser Stelle auch nur auf das Marketing für MVZs eingegangen werden. «[7]

Das Marketing für medizinische Versorgungszentren (MVZs) weist eine Reihe von Besonderheiten auf. Diese sind der Inhaberstruktur, der Anzahl verschiedener Standorte, der medizinischen Leistungsausrichtung und

---

[6] Vgl. Renger, (2012), Typologische Aspekte der Medizinischen Versorgungszentren unter der Perspektive ihres Beitrags zur Sicherstellung einer adäquaten Versorgungsstruktur, S. 1-10

[7] O.V., (2015), http://www.informationsstelle-gesundheit.de/praxismarketing/marketing-mvz-medizinisches-versorgungszentrum/, (Stand: 19.12.2015)

dem Beschäftigungsstatus der Leistungserbringer (Ärztinnen und Ärzte) geschuldet.

Bei der Inhaberstruktur von medizinischen Versorgungszentren (MVZs) sind eine Vielzahl von Varianten zu beobachten. Dazu gehören krankenhausgeführte MVZs, gemeinschaftlich organisierte MVZs, fremdfinanzierte MVZs und inhabergeführte MVZs – sowie eine Vielzahl von Mischvarianten.[8]

1.1 Marketing für MVZ in Bezug auf die Personalstruktur

Der **Vorteil** eines MVZ ist, dass beliebig viele Ärzte/Zahnärzte im Angestelltenverhältnis arbeiten dürfen. Der **Nachteil** ist, dass dies bei wenigen medizinischen Versorgungszentren (MVZs) zu einer relativ hohen Personalfluktuation führt. Diesen Randbedingungen muss das Marketing für MVZs Rechnung tragen.

Sofern das MVZ nicht inhabergeführt ist, sollte sich die Bewerbung des MVZs nicht an den (überwiegend) angestellten Ärzten, sondern sich am Standortnamen und der Leistungsausrichtung orientieren. Dies verhindert einen übermäßigen Patientenabfluss, wenn einer der Behandler/innen aus dem MVZ ausscheidet und sich im

---

[8] Vgl. O.V., (2015), http://www.informationsstelle-gesundheit.de/praxismarketing/marketing-mvz-medizinisches-versorgungszentrum/, (Stand: 19.12.2015)

schlimmsten Falle in unmittelbarer Nähe zum MVZ niederlässt.[9]

1.2 Marketing für MVZ in Bezug auf die Standorte

Die Standort-Frage ist beim Marketing für Medizinische Versorgungszentren von besonderer Bedeutung und lässt sich wie folgt differenzieren:

- ein Standort oder mehrere Standorte,
- die Lage der jeweiligen Standorte im regionalen Umfeld (urban vs. ländlich),
- die Konkurrenzsituation in Bezug auf die Leistungserbringung.

Ausgehend von der jeweiligen Situation des Medizinischen Versorgungszentrums wird das korrekte Marketing abgeleitet.[10]

---

[9] Vgl. O.V., (2015), http://www.informationsstelle-gesundheit.de/praxismarketing/marketing-mvz-medizinisches-versorgungszentrum/, (Stand: 19.12.2015)

[10] Vgl. O.V., (2015), http://www.informationsstelle-gesundheit.de/praxismarketing/marketing-mvz-medizinisches-versorgungszentrum/, (Stand: 19.12.2015)

1.3 Marketing für MVZ in Bezug auf die regionale Marke

Sowohl die Lage, eventuell die Anzahl mehrerer Standorte, als auch die damit verbundenen Personalfluktuation erfordern den Aufbau einer regionalen Marke. Dies bedeutet, dass die Namensgebung, die Positionierung im Markt, die Logoentwicklung, der Claim (Leistungsversprechen) und die zusammenhängende Entwicklung eines Corporate Design (durchgängige Außendarstellung) bereits in der Planungsphase berücksichtigt werden müssen.

Ist das MVZ als regionale Marke etabliert, kann es leichter neue Leistungen hinzunehmen, neue Standorte eröffnen und sich gegenüber anderen MVZs und niedergelassenen Praxen behaupten. Auch die Personalgewinnung ist bei einer regionalen Marke deutlich einfacher.[11]

1.4 Marketing für MVZ in Bezug auf die Patientengewinnung

Die erfolgreiche Patientengewinnung und –bindung sind das A und O für ein erfolgreiches MVZ. Diese besteht immer aus drei Säulen:

---

[11] Vgl. O.V., (2015), http://www.informationsstelle-gesundheit.de/praxismarketing/marketing-mvz-medizinisches-versorgungszentrum/, (Stand: 19.12.2015)

- im Internet,
- in klassischen Medien,
- in und um das MVZ herum.

Wichtig ist eine effiziente Kombination dieser drei Säulen und diese wiederum ist abhängig von der Lage und dem Leistungsangebot.

Alle bisher genannten Randbedingungen müssen unter allen Umständen bereits bei der Erstellung der MVZ-Homepage Berücksichtigung finden. Hat das MVZ mehrere Standorte, so müssen diese auf der Startseite für den potentiellen Patienten leicht erkennbar sein.

Auch das Leistungsangebot muss sowohl für die Patienten als auch für Suchmaschinen, wie beispielsweise Google, gut lesbar sein. Dies erfordert einen zusätzlichen Aufwand bei der Programmierung der MVZ-Homepage, die bereits vor Eröffnung des MVZs online gestellt sein sollte.

Bereits von Beginn an sollten Flyer und Visitenkarten im Corporate Design verfügbar sein, um die regionale Marke von der Patientenbasis ausgehend bekannter zu machen und den Verkauf hochwertiger Leistungen zu stützen. Wir empfehlen zudem extrem gezielte Anzeigen in den lokalen Printmedien, um rasch die Auslastung des MVZs zu gewährleisten. Lassen Sie sich hier von uns beraten: Seit 1994 sind wir für unsere Kunden im Printmarketing erfolgreich.

Die digitale Anzeigenschaltung mit Google Adwords unterstützt die Startphase und erhöht den Bekanntheitsgrad über die Stadtgrenzen hinaus. Gleiches gilt für die notwendige Pressearbeit.

Für den nachhaltigen Erfolg eines Medizinischen Versorgungszentrums (MVZs) sind die permanente Überwachung der Internetreputation, die patientenorientierte Suchmaschinenoptimierung und der Aufbau eines Überweisungsnetzes unabdingbar. Spezielle Leistungsangebote wie die dentale Implantologie, Kieferorthopädie, Fokussierte Stoßwellentherapie oder diagnostische Verfahren wie CT und MRT erfordern zudem eine regionale Reichweitenerhöhung über den MVZ-Standort hinaus, um die spezielle Patientenklientel in einem größeren Umkreis auf sich aufmerksam zu machen. Ähnliches gilt bei der Erweiterung des medizinischen Leistungsspektrums.[12]

1.5 Marketing für MVZ in Bezug auf deren aktive Führung

Die Führung von medizinischen Versorgungszentren (MVZs) gehört grundsätzlich in professionelle Hände. Nicht umsonst bietet beispielsweise Frielingsdorf Consult seit über 10 Jahren erfolgreich den Fortbildungsgang zum MVZ-Geschäftsführer (IHK) an. In der Hand der

---

[12] Vgl. O.V., (2015), http://www.informationsstelle-gesundheit.de/praxismarketing/marketing-mvz-medizinisches-versorgungszentrum/, (Stand: 19.12.2015)

Geschäftsführung sollten die Kompetenzen für Strategie, Werbemaßnahmen und das gesamte Marketing für das MVZ gebündelt werden, denn die kostengünstige Vermarktung eines MVZs stellt sich häufig als komplex dar. Die Betreuung durch eine erfahrene Agentur entlastet den MVZ-Geschäftsführer, bringt stets neue Impulse und bedeutet die bestmögliche Expertise.[13]

1.6 Zwischenergebnis

Medizinische Versorgungszentren sind – entgegen anders- lautenden Behauptungen – keine Selbstläufer. Das Marketing bei MVZ unterscheidet sich inhaltlich teils erheblich vom klassischen Praxismarketing und erfordert ein hohes Maß an Professionalität, Kontinuität sowie Kenntnisse des Standorts.[14]

2 Praxismarketing für Ärzte

Patienten wissen heute mehr, sind engagierter und profitieren von der Transparenz des Internets, wenn sie einen Arzt oder eine Ärztin ihres Vertrauens suchen. Patienten werden zu Botschaftern, im negativen wie im positiven Sinne.

---

[13] Vgl. O.V., (2015), http://www.informationsstelle-gesundheit.de/praxismarketing/marketing-mvz-medizinisches-versorgungszentrum/, (Stand: 19.12.2015)

[14] O.V., (2015), http://www.informationsstelle-gesundheit.de/praxismarketing/marketing-mvz-medizinisches-versorgungszentrum/, (Stand: 19.12.2015)

Marketing, eine früher im medizinischen Bereich häufig eher verschmähte Disziplin wird deshalb heute – in einem wettbewerbsintensiven Markt – zum „must-have".

Man kennt die Problemlagen Medizinischer Versorgungszentren, weil seit Jahren für MVZs erfolgreich Marketing betrieben wird.

Fakt ist: Deutschland verfügt im internationalen Vergleich über eine überdurchschnittlich große Zahl an Ärzten, Fachärzten, Zahnärzten, Pflegepersonen und Krankenhausbetten. Deutschland weist im Gegensatz zu vielen anderen Ländern, z.B. Großbritannien kurze Wartezeiten im Gesundheitswesen auf.

Doch eine Untersuchung der Weltgesundheitsorganisation (WHO) sowie Statistiken der OECD sehen Deutschland im internationalen Vergleich der Gesundheitssysteme nur auf Platz 25. Mit „Mercedes zahlen und Volkswagen fahren" wird das deutsche Gesundheitswesen als teuer und nur mittelmäßig leistungsfähig dargestellt. Doch die WHO-Statistik ist wissenschaftlich nicht haltbar, die Daten der OECD *(Organisation for Economic Co-operation and Development)* sind zweifelhaft.

Von der Gesundheitsreform erwarten über 70 Prozent der Bevölkerung steigende Beiträge in der gesetzlichen Krankenkasse als auch steigende Prämien bei der privaten Krankenversicherung. So die Studie „Krankenkassen und Gesundheitsreform 2007" des Magazins „STERN", für die 2.000 Personen auf repräsentativer Basis befragt worden sind.

In dieser Situation sucht der Patient Orientierung durch die Kompetenz, der er vertraut.

Das ist die traditionelle Rolle des Arztes. Die gute Arzt-Patient-Beziehung wirkt positiv auf Krankheitsverlauf, Gesundungswillen und Behandlungserfolg. Vertrauen ist eine Voraussetzung für das Gelingen therapeutischer Maßnahmen.

Nicht allein das berufliche Können des Praxisinhabers prägt den Erfolg einer ärztlichen Praxis. Die zunehmende Konkurrenz unter Ärzten verleiht der Präsentation nach außen zusätzlichen Stellenwert. Das Werberecht für Ärzte wurde durch das Bundesverfassungsgericht erheblich liberalisiert. Den gewonnenen Freiraum sollte das Unternehmen Arztpraxis optimal nutzen.

Der werbliche Auftritt von Arztpraxen findet üblicherweise als Faltprospekt (Flyer) oder im Internet statt. Für die Darstellung einer Praxis wird gern die folgende Rangordnung gewählt:

- Arzt (Foto),
- Team (Foto & Funktion),
- Praxis-Rundgang,
- technische Ausstattung,
- allgemeines Leistungsspektrum,
- Kontaktdaten.

Als Auftrittsform bei Zeitungsanzeigen wird die Praxis-Visitenkarte favorisiert. Zusammen mit meist saisonal bedingten Ereignissen werden lediglich der Praxisname, die Fachausrichtung und die Kontaktdaten publiziert.

Im Mittelpunkt des Patienten-Interesses steht der zugewandte Arzt. Mit seiner Vita stellt sich der Mediziner dem Patienten vor, auch, wie lange er bereits praktiziert und welche Erfahrungen er gesammelt hat. Aus- und Weiterbildung sind dadurch wichtiger geworden als die Zugehörigkeit zu Berufsverbänden.

Zukünftig hat der Beraterdialog zwischen Arzt und Patient die höchste Priorität im werblichen Erscheinungsbild. Dieser Umstand sollte an prominenter Stelle durch Fotografie und Text unterstrichen werden.

Dem Patienten muss vermittelt werden, dass sein Arzt – trotz des bekannten wirtschaftlichen Drucks – sich die Zeit zum Zuhören nimmt. So können Ängste und Wünsche des Patienten bei Diagnose und Therapie berücksichtigt werden.

Zur ärztlichen Tätigkeit gehört die Qualitätssicherung bedarfsgerechter und wirtschaftlicher Patientenversorgung auf hohem Niveau. Eine hohe Mitarbeiterzahl als Merkmal der Praxisgröße darzustellen, wäre bei größerer personeller Fluktuation für den Patienten kontraproduktiv.

Die Aussagekraft von kleinen sterilen Praxisfotos der Rezeption, des Wartezimmers und der Behandlungsräume als Erstinformation wird leicht überschätzt. Zeichnet sich eine Praxis in diesen Bereichen wirklich aus, müssen solche Referenzen mit professioneller Fotografie ins Bild gesetzt werden.

Für eine weitergehende Information sollten prägnante Räumlichkeiten und Mitarbeiter und Patienten im Dialog abgebildet werden. Der technische Standard der Praxis zeigt sich laienverständlich und nachvollziehbar im Nutzen.[15]

I Literatur

Bourmer, H., (1985), Das Selbstverständnis des Arztes zwischen sozialer Bindung und Freiberuflichkeit, in: Buchholz, G., u.a. (Hrsg.), Der Arzt. Profil eines Freien Berufes im Spannungsfeld von Gesundheitspolitik, Wissenschaft und Publizistik, Festschrift, Deutscher Ärzte-Verlag, Köln, S. 10-24

Distler, B., (2010), Die Einführung Medizinischer Versorgungszentren und ihre Auswirkungen auf den Arzt als Freiberufler, (Diss. Uni Erlangen-Nürnberg), Schriftenreihe Gesundheitsmanagement und Medizinökonomie, Dr. Kovac, Hamburg, Band 11, S. 1-389

List, R., (1999), Das Honorarsystem der vertragsärztlichen Versorgung in der Gesetzlichen Krankenversicherung: eine

---

[15] Vgl. Rosen, G., (2015), Die Arztpraxis mit individuellem Online-Auftritt, URL: http://www.informationsstelle-gesundheit.de/praxismarketing/marketing-mvz-medizinisches-versorgungszentrum/, (Stand: 19.12.2015)

sozialpolitische Untersuchung vor dem Hintergrund der Ausgestaltung sozialer Ordnungspolitik, (Diss. Erlangen / Nürnberg), 1999

Nefiodow, L. A., (2006), Der sechste Kontradieff. Wege zur Produktivität und Vollbeschäftigung im Zeitalter der Information, 6., aktualisierte Auflage, Rhein-Sieg Verlag, Sankt Augustin

O.V., (2015), http://www.informationsstelle-gesundheit.de/praxismarketing/marketing-mvz-medizinisches-versorgungszentrum/, (Stand: 19.12.2015)

Parsons, T., (1972), Das System moderner Gesellschaften, 2. Auflage, Juventa-Verlag, München

Renger, F., (2012), Typologische Aspekte der Medizinischen Versorgungszentren unter der Perspektive ihres Beitrags zur Sicherstellung einer adäquaten Versorgungsstruktur, S.1-10, in: GRIN Verlag, München

Rosen, G., (2015), Die Arztpraxis mit individuellem Online-Auftritt, URL: http://www.informationsstelle-gesundheit.de/praxismarketing/marketing-mvz-medizinisches-versorgungszentrum/, (Stand: 19.12.2015)

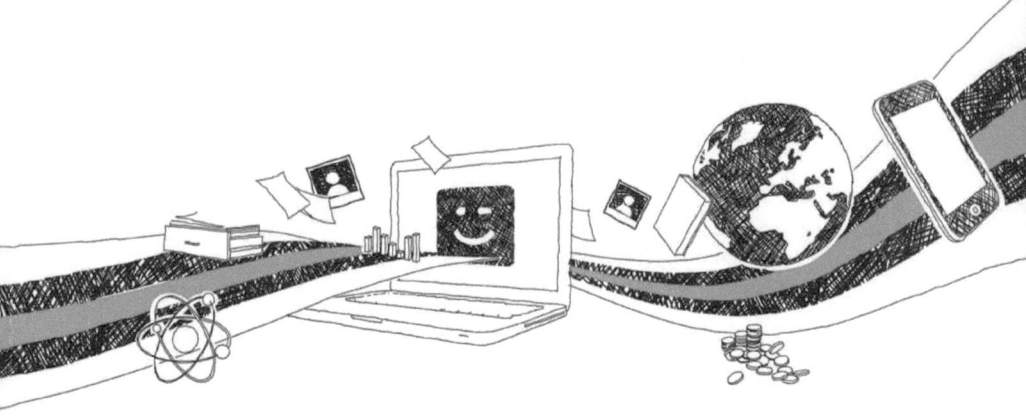
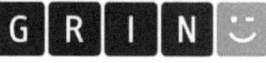